# BEI GRIN MACHT SICH IHR WISSEN BEZAHLT

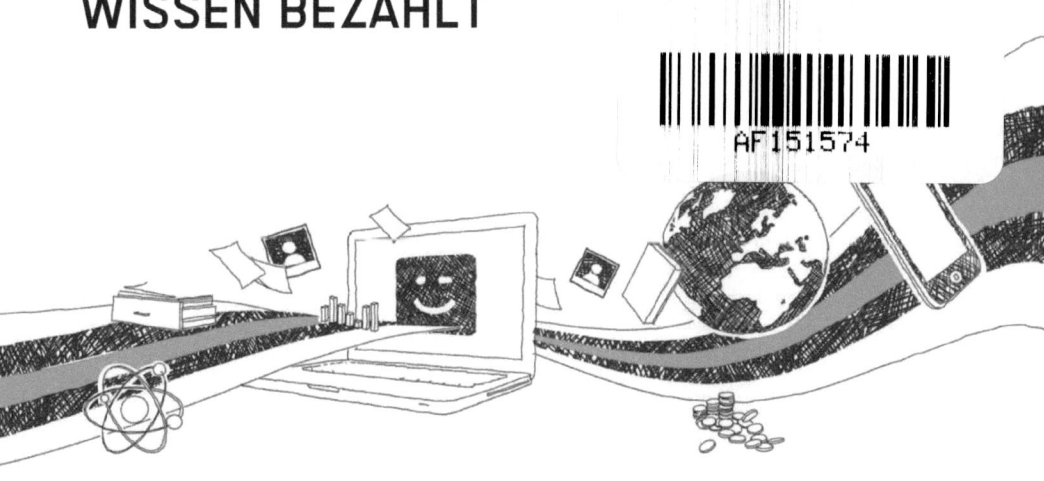

- Wir veröffentlichen Ihre Hausarbeit,
  Bachelor- und Masterarbeit

- Ihr eigenes eBook und Buch -
  weltweit in allen wichtigen Shops

- Verdienen Sie an jedem Verkauf

## Jetzt bei www.GRIN.com hochladen und kostenlos publizieren

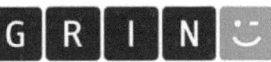

Jasmin Ottens

# Ansätze und Interventionen zur Prävention und Gesundheitsförderung

GRIN Verlag

**Bibliografische Information der Deutschen Nationalbibliothek:**

Die Deutsche Bibliothek verzeichnet diese Publikation in der Deutschen National-
bibliografie; detaillierte bibliografische Daten sind im Internet über http://dnb.d-
nb.de/ abrufbar.

**Impressum:**

Copyright © 2014 GRIN Verlag GmbH
Druck und Bindung: Books on Demand GmbH, Norderstedt Germany
ISBN: 978-3-656-83935-4

**Dieses Buch bei GRIN:**

http://www.grin.com/de/e-book/283845/ansaetze-und-interventionen-zur-praeven-
tion-und-gesundheitsfoerderung

**GRIN - Your knowledge has value**

Der GRIN Verlag publiziert seit 1998 wissenschaftliche Arbeiten von Studenten, Hochschullehrern und anderen Akademikern als eBook und gedrucktes Buch. Die Verlagswebsite www.grin.com ist die ideale Plattform zur Veröffentlichung von Hausarbeiten, Abschlussarbeiten, wissenschaftlichen Aufsätzen, Dissertationen und Fachbüchern.

**Besuchen Sie uns im Internet:**

http://www.grin.com/

http://www.facebook.com/grincom

http://www.twitter.com/grin_com

**Universität Vechta**
**Institut für Gerontologie**
Seminar: GP-4.1:Gesundheitsförderung, Prävention und Rehabilitation
Sommersemester 2014

# GESUNDHEITSFÖRDERUNG UND PRÄVENTION

Vorgelegt von: Jasmin Ottens
Semester: 4
Tag der Abgabe: 12.09.2014

# Inhaltsverzeichnis

# Tabellenverzeichnis

# Abbildungsverzeichnis

# 1. Einleitung

>> *Die Erhaltung der Gesundheit ist eine Pflicht. Nur wenige sind sich bewußt [!], daß [!] es
so etwas wie eine körperliche Moral gibt.* <<[1]

<u>Herbert Spencer</u> (1820 - 1903), englischer Philosoph und Soziologe entwickelte das »System der synthetischen Philosophie«

Das Zitat von Herbert Spencer macht deutlich, wieso und weshalb Prävention und Gesundheitsförderung in der heutigen Medizin und Gesellschaft eine Rolle spielen sollten. Jeder Mensch hat es selbst in der Hand seine Gesundheit zu erhalten und zu fördern. Aus meinen Recherchen wird ersichtlich, dass das Bewusstsein auf diesem Gebiet kontinuierlich erweitert werden muss, denn Gesundheitsförderung und Prävention sind unentbehrliche Grundpfeiler für die Förderung, oder auch Verbesserung der Gesundheit und Langlebigkeit. Sie tragen dazu bei, dass Individuen sich wohler fühlen und ihre Lebensqualität ansteigt. Krankheiten mit hoher Prävalenz, welche nicht ansteckend und häufig von chronischer Art sind, wie beispielsweise Erkrankungen des Herz-Kreislauf-Systems oder des Muskel-Skelett-Systems, sowie diverse bösartige Neubildungen etc., werden in ihrer Entwicklung durch bestimmte Risikofaktoren beeinflusst. Durch diese gegebenen Faktoren, die jeder Mensch im Laufe seines Lebens entwickelt bzw. vorfindet, wird es zu einem Zwang diesen Risiken vorzubeugen, sie zu verdrängen und gesundheitsbezogene, ressourcenorientierte Intervention in allen Altersgruppen und Bevölkerungsschichten zu betreiben. Insbesondere der vorherrschende demographische Wandel erfordert eine verstärkte Anstrengung, die gesundheitlichen Potenziale der Bevölkerung bis ins hohe Alter zu erhalten und ihnen die Sicherheit zu geben, ein möglichst langes und selbstbestimmtes Leben führen zu können. Im Laufe dieser Arbeit werde ich mich zuerst mit den Begrifflichkeiten zum Thema „Gesundheitsförderung und Prävention" beschäftigen. Anschließend setze ich mich mit den Methoden zur Planung und Organisation der Gesundheitsförderung auseinander. Des Weiteren werde ich zentrale Ansätze der Gesundheitsförderung vorstellen. Letzteres werde ich aufzeigen, welche Möglichkeiten es bzgl. der Gesundheitsförderung für ältere Menschen gibt und wie man diese gestaltet und durchführt. Vor allem soll klar verdeutlicht werden, wie wichtig es ist, über die gesamte Lebensspanne gesundheitsbewusst zu leben, wie das realisiert werden kann und inwieweit sich dies gesellschaftlich integrieren lässt. Insbesondere möchte ich aufzeigen, wieso besonders die ältere Altersgruppe auf die Gesundheitsförderung und Prävention zurückgreifen sollte. Natürlich gibt es zur „Gesundheitsförderung und Prävention" weitaus mehr wissenschaftliche Erkenntnisse, doch ich beschränke mich aus Platzgründen auf das Wichtigste, um in die Thematik einzuführen.

---

[1] Gefunden auf: http://www.aphorismen.de/suche?f_thema=Gesundheit&seite=5

# 2. Begrifflichkeiten

Im Folgenden werden zunächst die Begrifflichkeiten „Gesundheit", „Gesundheitsförderung" und „Prävention" zur Einführung in das Thema erläutert. Die Differenzierung der Begrifflichkeiten Prävention und Gesundheitsförderung gestaltet sich kritisch, da es sich bei beiden um Interventionsmaßnahmen handelt. In der Literatur gibt es viele verschiedene Definitionen und Abgrenzungsversuche, die sich zum Teil enorm unterscheiden. Beide Begrifflichkeiten haben sich im Kontext der „Public Health" entwickelt. Die „Public Health" (1920) ist *„die Wissenschaft und Fähigkeit zur Vermeidung von Krankheiten, zur Verlängerung des Lebens und zur Förderung der Gesundheit und deren Wirksamkeit durch gesellschaftlich organisierte Maßnahmen zur Umwelthygiene, Bekämpfung übertragbarer Krankheiten, [...]"* (Naidoo & Jane, 2010:82, Auslassung J. O.). Somit wird Public Health als die Wissenschaft und Praxis der Gesundheitsförderung verstanden und dient der System-gestaltung des Gesundheitswesens.

Im Folgenden soll versucht werden, die Begriffe zu bestimmen und darzustellen. Dafür ist es ratsam zu Anfang den Fokus auf die diversen Ansichten von Gesundheit zu richten.

## 2.1. Gesundheit

Der Terminus Gesundheit ist in seiner Definition sehr umstritten und es gibt keine allgemein anerkannte Sichtweise von Gesundheit. Der eine beschreibt Gesundheit als das Gegenteil von Krankheit, der andere beschreibt es als das Nichtvorhandensein von körperlichen Beschwerden. Deshalb berufe ich mich auf die Definition der Weltgesundheitsorganisation (WHO), die die Basis für ein neues Verständnis legte. Sie beschreibt Gesundheit als einen *„[...] Zustand des völlig körperlichen, psychischen und sozialen Wohlbefindens und nicht nur das Freisein von Krankheit und Gebrechen"* (WHO 1946, zitiert nach Hurrelmann, Klotz & Haisch, 2004:13, Auslassung J. O.). Die Begriffserklärung der WHO wurde allerdings auch oftmals kritisiert, denn der Anspruch des „völligen Wohlbefindens" entspräche nicht der Realität, da auch Einflüsse des Umfelds das Wohlbefinden stören kann. Deshalb werde ich mögliche Determinanten der Gesundheit vorstellen. (Naidoo & Jane, 2010:4 - 6)

### 2.1.1 Determinanten der Gesundheit

Die Grundannahme der Gesundheitsförderung ist die Beeinflussung von Determinanten (Faktoren), die die Gesundheit bestimmen und beeinflussen. Ein allgemeiner Gesundheitsgewinn kann nur entstehen, wenn man die bereits gegebenen Bedingungen, wie beispielsweise Wohnraum und Hygiene, qualitativ verbessert. Durch die Einflussnahme auf die gesundheitlichen Determinanten ist ein allgemein besserer Gesundheitszustand der gesamten Bevölkerung durchaus möglich. Die Abbildung 1 zeigt alle Determinanten, die die Gesundheit beeinflussen können. Sie können positiv oder negativ auf das Wohlbefinden einwirken und stehen in ständiger Wechselwirkung zueinander. Die übereinanderliegenden Schichten sollen verdeutlichen, dass die Determinanten einen direkten und indirekten Einfluss auf die Gesundheit ausüben. Beispielsweise kann das Arbeitsumfeld nicht nur die sozialen und kommunalen Netzwerke beeinflussen, sonder auch die individuelle Lebensweise. Somit ist Gesundheit das Resultat eines Netzes diverser Einflüsse.

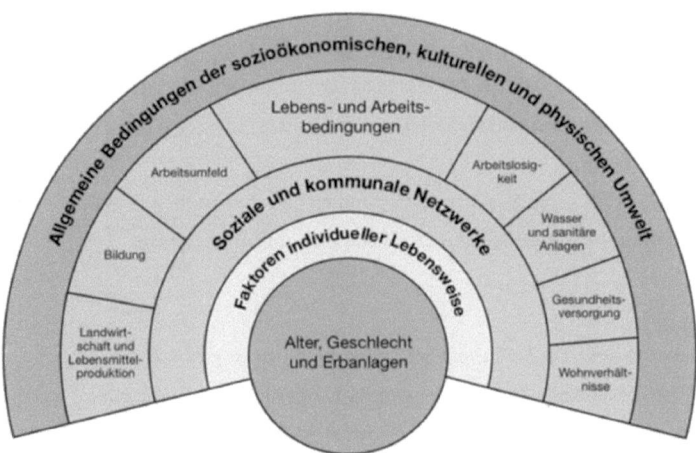

Abbildung 1: Determinanten der Gesundheit. (Richter & Hurrelmann, 2010)

Das Alter, Geschlecht und die erblichen Anlagen bilden die Grundlage der Abbildung, denn diese sind nicht beeinflussbar bzw. veränderbar und bilden den Kern von Gesundheit. Die übrigen Determinanten, die in den umliegenden Schichten verankert sind, kann man durch bestimmte gesundheitsfödernde Maßnahmen (Prävention und Gesundheitsförderung) beeinflussen. Mit Faktoren der Lebensweise ist beispielsweise die Ernährung, Fittness und die Lebenseinstellung gemeint. Diese könnten durch eine Ernährungsberatung beeinflusst werden, was sich im nachhinein durchaus positiv auf die sozialen und kommunalen Netzwerke auswirken kann. Ein gutes Netzwerk aus sozialen Kontakten könnte beispielsweise dabei helfen die psychische und / oder die pysische Gesundheit zu stärken und wirkt schützend auf das jeweilige Individuum, da soziale Kontakte durchaus auch Einfluss auf das Gesundheitsverhalten haben. Das Arbeitsumfeld, der Bildungsstand oder auch die Arbeitslosigkeit haben einen direkten Effekt auf die sozialen Netzwerke und stehen in ständiger Wechselwirkung zueinander. Die letzte und auch komplexeste Determinante stellt die sozioökonomischen, kulturelle und pysischische Umwelt dar, womit beipielsweise soziale Ungleichheiten gemeint sind. Sie bildet die Makrostruktur der Gesundheit und gilt als „Ursache der Ursachen", wenn es um gesundheitliche Defizite geht. (Richter & Hurrelmann, 2010) Im Anschluss an die Definition der WHO von Gesundheit entwickelte sich das Konzept der „Gesundheitsförderung".

## 2.2 Gesundheitsförderung

Der Begriff Gesundheitsförderung war ursprünglich die Bezeichnung für ein gesellschaftspolitisches Programm wobei es um die Erreichung der Ziele „Gesundheit für alle 2000" ging. Die Ziele und Prinzipien wurden in der Ottawa-Charta zur Gesundheitsförderung festgehalten und zusammengefasst. (Kaba-Schönstein, 2011). Die WHO definiert sie in der Ottawa-Charta folgendermaßen:

*„Gesundheitsförderung verkörpert einen umfassenden sozialen und politischen Prozess. Dazu gehören nicht nur Maßnahmen zur Stärkung der individuellen Kompetenzen, sondern auch Aktivitäten zur Veränderung der sozialen, wirtschaftlichen und physischen Umweltbedingungen, die zu einer Verbesserung der Gesundheit der Bevölkerung und des Einzelnen beitragen können. Gesundheitsförderung ist damit der Prozess, der den Menschen die Kontrolle über die Faktoren ermöglichen soll, die ihre Gesundheit bestimmen und sie auf dieser Basis zur Verbesserung ihrer Gesundheit befähigt."* (Naidoo & Jane, 2010:77)

Doch wie schon erwähnt, gibt es auch für die Gesundheitsförderung keine einheitliche Definition. Zusammenfassend lässt sich sagen, dass Gesundheitsförderung auf die Verbesserung der Lebensbedingungen abzielt,um eine maximale gesundheitliche Entfaltungsmöglichkeit zu gewährleisten. Hurrelmann, Klotz & Haisch (2004) sprechen bei der Gesundheitsförderung von *„Eingriffshandlungen, die der Stärkung von individuellen Fähigkeiten der Lenbensbewältigung dienen".* (Hurrelmann, Klotz, & Haisch, 2004:14) Somit kann man Gesundheitsförderung auch als eine Art von Intervention betrachten, da man in die Lebensbedingungen der Individuuen eingreift und diese verbessern will, damit krankheitsbegünstigende Determinanten vermindert, oder gar zurückgedrängt werden können. Ziel bei gesundheitsfördernden Maßnahmen ist immer der Gesundheitsgewinn und die Stärkung der gesundheitlichen Ressourcen (Hurrelmann, Klotz, & Haisch, 2004:14). Auch die Prävention ist einer Art der Intervention und eine gesundheitsfördernde Maßnahme, was ich im Folgendem genauer erläutern werde.

## 2.3 Prävention

In Abgrenzung zur Gesundheitsförderung geht es bei der Prävention **um die Verhütung und Beseitigung einzelner, spezieller Krankheiten** und nicht um die Erhaltung von Gesundheit und Wohlbefinden. Dennoch zielen beide auf einen Gesundheitsgewinn ab. Lediglich die Art der Gewinnung unterscheidet sich. Die Prävention fokussiert dabei die Entstehung von Krankheit und die Gesundheitsförderung die Entstehung von Gesundheit. Jedoch lassen sich in der Praxis die beiden Begrifflichkeiten kaum voneinander unterscheiden, denn das Verhindern einer Krankheit dient selbstverständlich auch der Erhaltung des gesamten Wohlbefindens. Um präventive Maßnahmen genauer zu spezifizieren, kann man diese in vier Unterformen einteilen, welche sich in ihrer Zielsetzung, Durchführung und Zielgruppe unterscheiden. (Becker, 1997:517) (Dapp, 2008:79)

### 2.3.1 Formen der Prävention

| Form der Prävention | Primordiale | Primäre | Sekundäre | Tertiäre |
|---|---|---|---|---|
| Synonym | Gesundheitsförderung | Prävention | Kuration | Rehabilitation |
| Ansatz | Stärkung der gesundheitlichen Ressourcen | Risikoverminderung vor Einsetzen der Krankheit | Frühzeitige Erkennung und Behandlung von Krankheiten | Wiederherstellung der Gesundheit nach Einsetzen der Krankheit. |
| Zielgruppe | Gesunde Menschen | Risikoträger | Patienten mit akuter Krankheit | Chronisch Erkrankte |
| Ziel | Wohlbefinden steigern | Neuerkrankungen verhindern, Senkung der Inzidenzrate | Senkung der Prävalenzrate | Verringerung oder Beseitigung der Folgeschäden |

Tabelle 1: Formen der Prävention. (Tabelle mit Änderungen entnommen aus: Dapp, 2008:79)

Eine aktive, präventive Interventionshandlung wird durch die Erkennung von Risikofaktoren, die bei der Entstehung und dem Werdegang von Krankheit beteiligt sind, durchgeführt. Mögliche Risikofaktoren könnten beispielsweise Bluthochdruck, Übergewicht, ein Nikotinabusus und erhöhte Blutfettwerte sein. Wenn Risikofaktoren eindeutig identifiziert werden, wird mit Hilfe einer präventiven Maßnahme Einfluss auf den späteren Krankheitsverlauf genommen (sekundäre Prävention). Im Idealfall werden Risikofaktoren sehr früh erkannt, damit eine Krankheit erst gar nicht eintreten kann (primäre Prävention). Doch ist es dennoch so, dass bestimmte Präventionsarten nur von Wahrscheinlichkeiten ausgehen können, da nicht allgemein bekannt ist, inwiefern sich bestimmte intraindividuelle Risikofaktoren auf das Individuum auswirken. (Hurrelmann, Klotz, & Haisch, 2004:14 - 15) Um Gesundheitsförderung und Prävention auch erfolgreich durchzuführen, bedarf es einer

Planung und Organisation. Mit Hilfe von bestimmten Modellen lässt sich dies realisieren, und vereinfacht die organisatorischen Aspekte.

## 3. Planung und Organisation

Die Planung einer gesundheitsfördernden Maßnahme ist unumgänglich, damit einer sachgerechten Realisierung nichts mehr im Weg steht. Für die Planung gibt es einige Argumente, die die Notwendigkeit untermauern: (Naidoo & Jane, 2010:428)

- Planung gewährleistet einen systematischen und logischen Ansatz zur Festlegung der Prioritäten.
- Planung verdeutlicht die Zielsetzung, Methodik und Ergebnisplanung.
- Planung lenkt vorhandene Ressourcen in einer Richtung, in der sie ihre maximale Wirkung entfalten können.

Planung kann unterschiedlich durchgeführt werden und findet immer auf diversen Ebenen statt. Man plant beispielsweise die Entwicklung eines Versorgungsangebotes, oder eine größere gesundheitsfördernde Maßnahme. Es gibt mittlerweile verschiedene Planungsmodelle, die den Gesundheitsförderern und Gesundheitsförderinnen als Leitfaden dienen sollen, um die Ziele einer gesundheitsfördernden Maßnahme zu erreichen. Zwei werde ich im Folgenden vorstellen. ( (Naidoo & Jane, 2010:428)

### 3.1 Das „PRECEDE" -Planungsmodell nach Green und Kreuter

Das „PRECEDE" –Modell wurde von Green und Kreuter (2005) entwickelt und stellt einen strukturellen Rahmen zur Entwicklung und Evaluation von Programmen der Gesundheitsförderung dar. Precede ist eine englische Abkürzung und bedeutet zu Deutsch *„Prädisponierende, verstärkende und ermöglichende Faktoren bei der Diagnose und Evaluierung gesundheitsfördernder Maßnahmen"* (Naidoo & Jane, 2010:442). Wenn ein Gesundheitsproblem vorliegt, kann man mit Hilfe des Modells die geeignete Maßnahme herausarbeiten. Das Planungsmodell basiert auf Expertenwissen aus allen spezifischen Disziplinen und hat sich in der Vergangenheit als durchaus positiv und standhaft erwiesen. Das Modell basiert auf zwei Grundannahmen:

1. Gesundheitsfördernde Interventionsmaßnahmen sollten nicht ohne den Gebrauch von Theorien angewandt werden, sodass es von oberster Priorität ist, dass die durchführenden Personen über die aktuellen Theorien und Modelle Bescheid wissen und diese auch operationalisieren können.

2.  Das „PRECEDE"- Planungsmodell beinhaltet die Unterscheidung zwischen kausalen
    Theorien und Aktionstheorien. Kausale Theorien geben Auskunft über die
    Determinanten eines Verhaltens und ihren Wirkungszusammenhängen (Grau
    unterlegt). Die Aktionstheorien hingegen geben Auskunft über die Beeinflussung des
    Endergebnisses bzw. der Determinanten, wenn man gesundheitsfördernde
    Maßnahmen einsetzt (Weiß unterlegt).

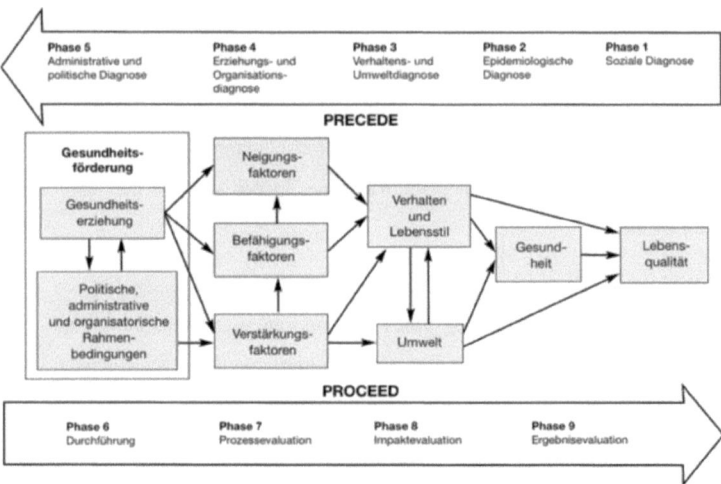

Abbildung 2: Das „PRECEDE" Planungsmodell (Seibt, 2010)

Am Startpunkt des Modells wird zunächst die Aufmerksamkeit auf das zu erwartende
Ergebnis einer gesundheitsförderlichen Maßnahme gelegt. Die Frage die sich Förderer und
Förderinnen stellen sollten ist wieso und warum ein Programm dazu beitragen könnte, die
Lebensqualität der Bevölkerung zu steigern und in welche Richtung die Veränderung gehen
soll. Nachdem die Fragen eine Beantwortung gefunden haben, wird eine Zielvorstellung
formuliert und planmäßig in Richtung Ursachen (Determinanten) zurückgearbeitet. Innerhalb
dieses diagnostischen Vorgehens werden in den einzelnen Phasen (1 - 9) die möglichen
Einflüsse logisch hergeleitet und ausformuliert. Wie genau das Handlungsvorgehen in den
einzelnen Phasen aussieht, werde ich im Folgenden erläutern:

**Phase 1:** Mit *sozialer Diagnose* beginnt das Planungsmodell. In dieser Phase geht es um die
Feststellung gesellschaftlicher Probleme, wie beispielsweise Kriminalität und Arbeitslosigkeit
und wie sich diese auf die Lebensqualität auswirken können.

**Phase 2:** Die zweite Phase umfasst die *epidemiologische Diagnose*. Damit ist die Einholung von statistischen und epidemiologischen Daten gemeint, welche in Verbindung mit den in Phase 1 genannten Themen stehen. Beispielsweise Mortalitätsraten etc.. → Verhindert, dass die gesundheitsfördernden Maßnahmen von der Bevölkerung nicht als unwichtig eingestuft werden.

**Phase 3:** Mit der *Verhaltens- und Umweltdiagnose* ist die Feststellung der verhaltens- und umweltbezogenen Faktoren gemeint, die mit in Phase 1 und Phase 2 genannten Problemen in Zusammenhang stehen. Beispielsweise das Konsumverhalten oder auch Bewältigungsstrategien. Innerhalb dieser Phase werden dann die festgestellten Verhaltensweisen in ihrer Bedeutsamkeit und Veränderbarkeit eingeteilt.

**Phase 4:** In dieser Phase (*Erziehungs- und Organisationsdiagnose*) werden die Kausalitäten und Zusammenhänge der in Phase 3 festgestellten Faktoren ergründet und analysiert. Dies geschieht innerhalb von drei Dimensionen:

- Prädisponierende Faktoren (Neigungsfaktoren) → Darunter fallen Einstellungen, Wissensbestände und Wertvorstellungen, die die Motivation der Klienten bezgl. der Veränderung von Gesundheit beeinflussen.

- Verstärkende Faktoren → Damit ist das Feedback und die Resonanz gemeint, dass Personen erhalten, wenn sie etwas Neues probieren und ihr Verhalten ändern. Dies geschieht beispielsweise durch Familienmitglieder und wirkt bei positiver Rückmeldung verstärkend, und bei negativer Rückmeldung enthemmend.

- Ermöglichende Faktoren → Umfasst alle Faktoren, die wünschenswertes ermöglichen und weniger wünschenswertes abwenden. Damit sind alle individuellen Kompetenzen und materiellen Ressourcen gemeint, die eine Verhaltensveränderung unterstützen. Sind diese nicht ausreichend vorhanden, müssen diese Hindernisse überwunden werden, damit eine Verhaltensänderung erfolgen kann.

**Phase 5:** Mit *administrativer und politischer Diagnose* meint man die Einschätzung und Bemessung der Fähigkeiten, seitens der Organisation und Verwaltung. Auch die politischen und finanziellen Ressourcen für das gesundheitsfördernde Programm werden bemessen. In dieser Phase sollen die rechtlichen Rahmenbedingungen und finanziellen Ressourcen an das Programm abgeglichen werden, um möglichen Hindernissen für die Realisierung entgegenzuwirken.

**Phase 6:** Die Phase „*Durchführung*" setzt sich mich der Dringlichkeit, den Rahmenbedingungen, den verschiedenen Interessenlagen und den diversen Standards der Evaluation des Förderprogrammes auseinander. Des Weiteren wird ein Zeitplan aufgestellt und die praktische Durchführung gemanagt.

**Phase 7:** Wenn man von *Prozessevaluation* spricht, meint man damit die Qualitätskontrolle der vorher festgelegten Standards. Dabei untersucht man den bisherigen Durchlauf des gesundheitsfördernden Programms bezgl. Fehler und Missverständnissen. Diese können in dieser Phase behoben und ausgebessert werden.

**Phase 8:** Mit Hilfe der *Impaktevaluation* können Veränderungen hinsichtlich der Einstellungen, Ressourcen und Fähigkeiten untersucht werden. Dabei werden insbesondere die aus Phase 4 stammenden Faktoren genauestens ausgewertet.

**Phase 9:** Die *Ergebnisevaluation* ist die letzte Phase und erfasst die langfristigen Veränderungen bezgl. des Gesundheitszustandes der Bevölkerung. In dieser letzten Phase schließt sich der Kreis, denn die aus Phase 1 identifizierten Ziele und Ergebnisse sollten mit dem Ergebnis dieser Phase vereinbar sein.

Wenn man praktisch mit diesem Modell arbeitet, fällt auf, dass es häufig modifiziert wird und nicht jede Phase durchlaufen wird. Darüber hinaus lässt sich sagen, dass das Planungsmodell eher bevölkerungszentriert arbeitet. Folglich werde ich deshalb das klientenzentrierte Planungsmodell von Ewles und Simnett (2003) vorstellen. (Seibt, 2010) (Naidoo & Jane, 2010:442 - 444)

## 3.2 Klientenzentriertes Planungmodell nach Ewless und Simnett

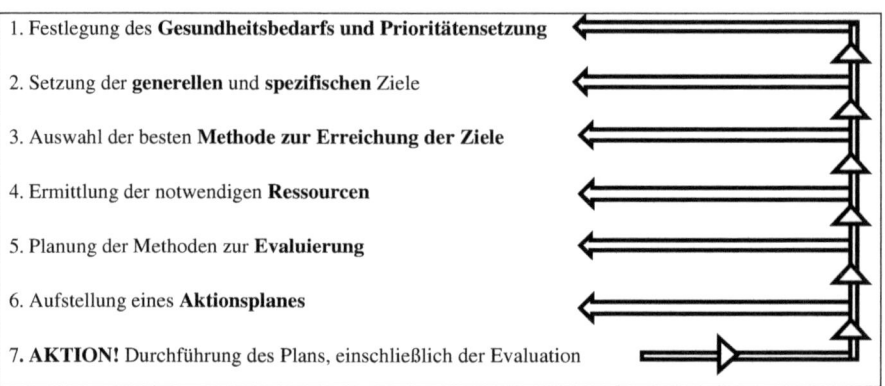

Abbildung 3: Flussdiagramm zur Planung und Evaluierung der Gesundheitsförderung (Naidoo & Jane, 2010:436)

Die Abbildung 3 zeigt ein Flussdiagramm zur Planung und Evaluierung der Gesundheitsförderung. Es stellt einen konstruktiven Rahmen dar, der auf diverse Situationen anwendbar ist. Es eignet sich besonders für eine klientenzentrierte Gesundheitsförderung. Das Modell umfasst sieben Stufen die zur Realisierung notwendig sind, welche ich im Folgenden darstellen werde.

**Stufe1:** *Festlegung des Gesundheitsbedarfs und Prioritätensetzung* ➔ In der ersten Stufe wird der Bedarf ermittelt, indem man beispielsweise Studien in diversen Orten durchführt. Eventuell kann auch eine zusätzliche gesonderte Untersuchung von Nöten sein, um den Bedarf zu ermitteln. Des Weiteren besteht die Möglichkeit gesundheitliche Einrichtungen (Krankenhäuser etc.) zu befragen, welche gesundheitlichen Probleme momentan besonders präsent sind.

**Stufe 2:** *Setzung der generellen und spezifischen Ziele* ➔ Man unterscheidet generelle und spezifische Ziele voneinander. Unter generellen Zielen versteht man die allgemeine Verbesserung der Gesundheit, was bei gesundheitsförderlichen Maßnahmen immer Ziel sein sollte. Unter spezifischen Zielen fallen alle Veränderungen, die man sich bei Klienten durch die Durchführung der Maßnahme erhofft. Bei der Festlegung von spezifischen Zielen ist darauf zu achten, dass sie bestimmte Voraussetzungen erfüllen, die im Planungsmodell als „SMART" bezeichnet werden. Mit „SMART" ist eine englische Abkürzung die auf Deutsch für spezifisch, messbar, erreichbar, realistisch und zeitgebunden steht. Nur wenn die formulierten Ziele diese Voraussetzungen erfüllen, kann man sie verwenden und als Leitfaden nutzen. Diese spezifischen Ziele lassen sich in drei Kategorien unterteilen. Die erste Kategorie beinhaltet alle Ziele die zur Verbesserung des Gesundheitswissens dienen. Kategorie zwei umfasst alle Ziele, die zur Veränderung von Einstellungen und Ansichten führen sollen. In der letzten Kategorie werden alle Ziele die zum Erwerb von neunen Kompetenzen und Fähigkeiten dienen sollen, aufgenommen.

**Stufe 3:** *Auswahl der am besten geeigneten Methode zur Erreichung der Ziele* ➔ Nachdem man in Stufe 2 alle Ziele festgelegt hat, wird darüber entschieden, welche Methode am sinnvollsten ist, um die Maßnahme erfolgreich durchzuführen. Doch nicht nur die Zielformulierung führt zur Methodenfindung, sondern dafür ist Fachwissen bezgl. Interventionsmaßnahmen, rechtlichen Grundlagen und finanziellen Mitteln unumgänglich.

**Stufe 4:** *Ermittlung der notwendigen Ressourcen* ➔ Wenn über eine geeignete Methode entschieden wurde, geht es um die Ermittlung von notwendigen Ressourcen, um die Ziele erfolgreich zu realisieren. Unter notwendige Ressourcen fallen finanzielle, personelle und materielle Dinge.

**Stufe 5**: *Planung der notwendigen Methoden zur Evaluation* → In dieser Stufe wird geplant, inwiefern man Evaluierung betreiben möchte. Eine Evaluierungsmethode wäre beispielsweise nach Vorträgen über gesundheitliche Aufklärung, den Klienten bzw. Zuhörern einen anonymisierten Fragebogen auszuhändigen, in dem sie zur Zufriedenheit und den gesammelten Eindrücken Angaben machen.

**Stufe 6**: *Aufstellung eines Aktionsplans* → In der vorletzten Phase geht es um die Aufstellung eines Aktionsplans, der beinhaltet, welche Aufgaben bearbeitet werden müssen, wer diese abarbeitet und welche Ressourcen dafür notwendig sind. Darüber hinaus enthält er einen Zeitplan und die Evaluierungsmethoden.

**Stufe 7**: *Aktion bzw. Durchführung des Plans* → Nun geht es an die Umsetzung der gesundheitsförderlichen Maßnahme. Dabei ist darauf zu achten, dass man auftretende Probleme während des Prozesses dokumentiert und diese ausbessert. (Naidoo & Jane, 2010: 436 - 442)

Nachdem ich die Planung und Orgnaisation genauer dargestellt habe, möchte ich nun den Fokus auf einige Kernkonzepte gesundheitsföderlicher Maßnahmen richten und den Settingansatz sowie den Empowermentansatz vorstellen.

## 4. Zentrale Ansätze gesundheitsförderlicher Maßnahmen

Durch die diversen Ansichten von Gesundheit und ihren Determinanten haben sich unterschiedliche gesundheitsförderliche Ansätze ergeben. Doch alle haben das gleiche Ziel: Krankheiten verhindern, Betroffene gesundheitlich aufklären, politische Verbesserungen bzgl. des Gesundheitssystems und den Lebensbedingungen zu erreichen und die Vermittlung von Selbstvertrauen, damit eine maximale gesundheitliche Selbstbestimmung gesichert wird. Ich beschränke mich bei meiner Ausführung auf zwei Ansätze und möchte mit dem Empowermentansatz beginnen.

### 4.1 Empowermentansatz

Der Empowermentansatz ist eine gesundheitsförderliche Methode, die entweder auf einzelne Individuen, oder auf größere Gruppierungen angewandt werden kann. Dennoch wird dieser in der Praxis oft klientenzentriert genutzt und des Öfteren als „Hilfe zur Selbsthilfe" deklariert. In diesem Falle gehen wir davon aus, dass man diesen Ansatz auf einzelne Personen anwendet, da der Settingansatz nur mit größeren Gruppierungen vereinbar ist. Der Ansatz verfolgt das **Ziel**, dass Menschen in der Lage sind ihre gesundheitlichen Probleme zu benennen und auf diese adäquat zu reagieren. Im Gegensatz zu anderen gesundheitsförderlichen Ansätzen spielen die Gesundheitsförderer und Gesundheitsförderinnen nicht mehr die Rolle des Experten, sondern die des Unterstützers. Sie sind dafür zuständig, dass der Prozess anläuft, um sich dann wieder zurückzuziehen. Damit ein Individuum „empowert" werden kann, muss er einige Dinge beachten. Zum einen muss er sich eingestehen, dass er auf seine eigene Gesundheit nur wenig Einfluss hat und verstehen, wieso das so ist. Dann muss der Betroffene diese Situation ernst nehmen und den Entschluss fassen, etwas verändern zu wollen. Letzteres muss derjenige die Bereitschaft mitbringen, sich Informationen und Unterstützung einzuholen, damit er auch wirklich etwas an seiner Situation ändern kann. Sind diese Voraussetzungen erfüllt, kann man **methodisch** vorgehen und als Akteur dieses Ansatzes seinen eigenen Einfluss nutzen, um den Klienten Selbstvertrauen zu vermitteln. In Bezug auf Senioren kann man durch Biographiearbeit wieder alte Erinnerungen hervorrufen, sodass der ältere Mensch an Selbstvertrauen gewinnt, um offen über gewünschte gesundheitliche Versorgungsmöglichkeiten zu sprechen und die Identität zu wahren. Die **Evaluation** innerhalb des Empowermentansatztes gestaltet sich problematisch, da es sich dabei um einen langwierigen Prozess handelt, wobei man nicht genau sagen kann, ob positive gesundheitliche Verhaltensänderungen durch den Ansatz entstanden sind, oder womöglich durch andere Umwelteinflüsse. Dennoch gehört zur Evaluierung die Frage danach, ob die Ziele realisiert werden konnten und wie die Klienten den Empowermentansatz angenommen haben. Interventionen, die unter diesen Ansatz einzuordnen sind, könnte beispielsweise die Sucht- oder Gesundheitsberatung sein. (Naidoo & Jane, 2010:111 - 113)

Als weiteren gesundheitsförderlichen Ansatz möchte ich nun gerne den Settingansatz vorstellen.

## 4.2 Der Settingansatz

In diesem Kontext meint man mit Setting die direkte Lebenswelt, wie beispielsweise Schulen, Kindergärten, Freizeiteinrichtungen, Betriebe, Sportbetriebe, Stadtteile etc. Anzumerken ist, dass der Begriff „Settingansatz" erst Mitte der 80er Jahre entstand und dieser klar vom Begriff" Gesundheitsförderung in Settings" abzugrenzen ist. Denn der Begriff Settingansatz hat zum Ziel, eine gesunde psychische, physische und soziale Umwelt zu schaffen und somit das ganze System im jeweiligen Setting zu verändern. Wiederum hat sich Gesundheitsförderung in Setting zum Ziel gesetzt, die Individuen im jeweiligem Setting zu erreichen und ihnen gesundheitsfördernden Informationen zukommen zulassen, damit sie ihr Verhalten verändern und reflektieren können. Wir fokussieren bei dieser Thematik nur den Settingansatz. Dieser Vorgang soll dabei helfen, eine gesundheitsgerechte Umgebung zu schaffen und die gesundheitliche Situation der Personen, die zum Setting gehören, nachhaltig zu verbessern. Um dies zu erreichen ist es von Nöten, den Fokus auf die Lebenswelt von Menschen und die jeweiligen Rahmenbedingungen, unter denen sie lernen, arbeiten und konsumieren, zu richten. Innerhalb des Prozesses werden die gesundheitlichen Potenziale (finanzielle, organisatorische und personale Ressourcen) angeregt und genutzt, um gesundheitliche Belastungen zu senken und gesundheitliche Ressourcen zu stärken. Entwickelt aus der Erkenntnis, dass gesundheitliche Probleme immer Resultat einer Wechselwirkung zwischen ökonomischen, sozialen und organisatorischen Faktoren ist. Und da die Menschen den größten Teil ihres Lebens in Settings verbringen (Arbeit, Schule etc.), hat sich die Gesundheitsförderung das Ziel gesetzt, in all diesen Bereichen eine gesundheitsförderlichere Gestaltung vorzunehmen, indem man gesundheitliche Anliegen in allen Bereichen des Settings eingliedert. Somit handelt es sich hierbei um einen langwierigen Prozess der darauf ausgerichtet ist, eine gesunde Arbeits- und Lebenswelt zu gewährleisten, eine gesundheitsfördernde Gesamtpolitik innerhalb dieses Settings zu erreichen und Gesundheitsförderung in das Evaluationsmanagement zu integrieren, um aufzuzeigen inwieweit die Intervention zur Steigerung der Lebensqualität führt. Der Settingansatz findet hauptsächlich Gebrauch, wenn es um betriebliche Gesundheitsförderung geht. Für den Settingansatz sind Einrichtungen besonders interessant, von denen relevante Impulse bzgl. der gesundheitlichen Wahrnehmung oder gesundheitlichen Bewältigungsstrategien ausgehen, eine geringe Fluktuation vorliegt und in denen die Mitgliedschaft klar definiert ist. Klarer Vorteil des Settingansatzes ist, dass man in diesem Kontext viele verschiedene Menschen erreichen kann, insbesondere sozial Benachteiligte. Zusammenfassend lässt sich sagen, dass der Settingansatz besonders gut geeignet ist, um ganze Systeme zu verändern und nachhaltig die Lebensbedingungen zu verbessern. Der Ansatz des Empowerments hingegen, ist eine gut geeignete Maßnahme um das gesundheitliche Bewusstsein der Menschen zu verbessern und ihnen die Möglichkeit zu bieten, ihre Lebensbedingungen nachhaltig zu verbessern. (Rosenbrock & Hartung, 2010) (Naidoo & Jane, 2010:310 - 313) (Waller, 1995: 169 - 170)

In meinen bisherigen Ausführungen habe ich die Thematik Gesundheitsförderung und Prävention allgemein dargestellt, mitsamt ihrer Planung und Organisation sowie auch den zentralen Ansätzen. Als letztes möchte ich gesundheitsfördernde Maßnahmen für Senioren vorstellen und auf die Notwendigkeit aus medizinischer, ökonomischer und humaner Sicht hinweisen.

# 5. Interventionen zur Gesundheitsförderung in Bezug auf Senioren und ältere Menschen

Insbesondere der demographische Wandel erklärt die Notwendigkeit der gesundheitlichen Aufklärung, Beratung und Intervention. Zudem wird die Forderung nach Gesundheit im Alter immer lauter und ist aufgrund der hohen Lebenserwartung unumgänglich. Aufgrund dessen ist es von Nöten, dass in erster Linie ältere Menschen eine gesundheitliche Aufklärung erhalten und ihnen Handlungsstrategien aufgezeigt werden, mit denen sie gesund und erfolgreich altern können. Denn Altern ist nicht immer die Zunahme von körperlichen Defiziten und Behinderungen, sondern kann durch einen gesunden Lebensstil durchaus positiv verlaufen. Zuerst möchte ich in die Thematik Alter einführen und aufzeigen, was altern bzw. das Alter ist. Nachdem möchte ich die Ziele gesundheitsfördernder Handlungsstrategien aufzeigen und erfolgreiches Altern erklären. Als letztes möchte ich ein Praxisbeispiel vorstellen.

## 5.1 Das Alter

Es gibt verschiedene Sichtweisen, wenn es um den Begriff Alter geht. Zum einem kann man das Alter als Lebensphase deuten, oder Alter als einen Prozess betrachten. Beide Ansichten möchte ich kurz erläutern. Möchte man **Alter als Lebensphase** betrachten, ist es zunächst nötig, den Beginn von Alter festzulegen. Die soziologische Sichtweise betrachtet den Übergang zwischen dem Erwerbsleben und der Rentenphase als Alter. In der Gerontologie werden Menschen ab 65 Jahren als alt bezeichnet. Wenn man aber **Alter als einen Prozess** betrachten möchte, muss man beachten, dass Alter nicht erst in der letzten Lebensphase beginnt sondern schon mit der Geschlechtsreife. Alter als Prozess zieht sich durch das gesamte Leben und äußert sich durch die Abnahme der Anpassungsfähigkeit des Organismus. Beispielsweise lässt ab einem bestimmten Alter die Leistungsfähigkeit nach und man ist weniger Belastbar. Diese Veränderungen werden dennoch erst später bemerkt und zeigen erst nach einigen Jahren ihr Ausmaß. Durch eine gesunde Lebensweise können Alterungsprozesse verlangsamt werden, dennoch lassen sie sich nicht verhindern. Günstige Umweltbedingungen und eine gute medizinische Versorgung können aber dabei helfen, den Prozess zu verlangsamen und damit umzugehen. In der nachfolgenden Ausführung möchte ich aufzeigen, wie man erfolgreich altert. (Bundesministerium, 2006:10)

## 5.3 Erfolgreiches Altern als gesundheitsfördernde Handlungsstrategie

Wenn man von „erfolgreiches Altern" spricht, meint man damit den kompletten Alterungsprozess. Innerhalb dieses Prozesses kann jedes Individuum seine Gesundheit aktiv gestalten und durch gesundheitsförderliches Verhalten dafür sorgen, dass er bis zu seinem Ausscheiden ein angenehmes, selbstbestimmtes Leben führen kann. Aber um erfolgreich Altern zu können, muss man kontinuierlich auf einen bestimmten Lebensstil zurückgreifen. Es gibt diverse Grundpfeiler bzw. Interventionen, die ein gesundes altern begünstigen. Zuerst ist eine **gesunde und ausgewogene Ernährung** unumgänglich. Sie fördert nicht nur die physische Gesundheit, sondern auch die psychische. Zusätzlich fördert dies die Verminderung bestimmter Risikofaktoren, die eventuell Diabetes mellitus oder Herz-Kreislauferkrankungen etc. begünstigen. Die gesunde Ernährung sollte durch zusätzliche **körperliche Aktivität** ergänzt werden, sodass Blutfettwerte sich wieder normalisieren und Übergewicht verhindert werden kann. Sport und Bewegung wirkt besonders positiv auf die geistige und seelische Gesundheit und führt zu einer Verminderung des Muskelabbaus. Des Weiteren ist es wichtig auf **Tabak** und andere Drogen zu verzichten. Ein Tabakmissbrauch kann zu Arterienverschlüssen führen, sodass ein Herzinfarkt oder ein Schlaganfall fast vorprogrammiert ist. Darüber hinaus kann das Konsumieren von Tabak zu unerheblichen Schäden der Lunge führen und stört die Durchblutung. Auch der Genuss von **Alkohol** kann massive Folgen haben. Gerade im Alter kann der Körper den Alkohol nicht mehr sonderlich gut abbauen und kann in Verbindung mit Medikamenten tödlich wirken. Auch ein Sturz im Alkoholrausch ist nicht ausgeschlossen und wird begünstigt. Ebenso hat die **geistige Aktivität** einen hohen Stellenwert, wenn es um die Erhaltung und Förderung der Gesundheit geht. Die ständige Anregung kognitiver Fähigkeiten, beispielsweise durch das Lesen eines Buches, fördert die geistige Flexibilität und Leistungsfähigkeit. Insbesondere durch die Abnahme der Verarbeitungsgeschwindigkeit im Alter, ist kontinuierliches kognitives Training dringend notwendig. Letzteres ist die **Teilhabe und Mitgestaltung des sozialen Lebens** ein wichtiger Baustein für ein erfolgreiches Altern. Die Ausscheidung aus dem Erwerbsleben und der Eintritt in das Rentenalter ist ein prägender Einschnitt in das Leben älterer Menschen. Durch die Veränderung kann schnell das Gefühl von einem „nicht gebraucht werden" entstehen, was zur Resignation und Unzufriedenheit führen kann. Doch trotzdem kann man zufrieden und erfolgreich altern, indem man sinngebenden Tätigkeiten nachgeht und sich beispielsweise ehrenamtlich engagiert. Das Gefühl das man gebraucht wird kann die Lebenszufriedenheit um einiges erhöhen, denn das subjektive Gesundheitsempfinden wird in hohem Maße von der Lebenszufriedenheit mitbestimmt. Es wurde festgestellt, dass

Individuen die mit ihrem Leben insgesamt zufrieden sind, ihre subjektive Gesundheit als positiv beschreiben, obwohl chronische, oder andere altersbedingte Krankheiten vorliegen. Diese positive Einstellung hat großen Einfluss auf die Lebenserwartung, denn Menschen die ihre subjektive Gesundheit als schlecht beschreiben, sterben früher als jene, die positiv eingestellt sind. Natürlich gibt es auch allgemein anerkannte Theorien zum Thema erfolgreiches Altern (Kontounitätstheorie etc.), welche ich aber aus Platzgründen nicht erwähnen werde. (Bundesministerium, 2006: 12 - 21)

## 5.2. Ziele und Bereiche der Interventionen in der zweiten Lebenshälfte

Die Theorie des erfolgreichen Alterns ist nur eine Möglichkeit, um Gesundheitsförderung durchzuführen. Doch alle Maßnahmen, die die Gesundheit fördern sollen, insbesondere für die zweite Lebenshälfte, haben die gleichen **Ziele:**

- altersbedingten Krankheiten vorbeugen bzw. verzögern wie beispielsweise dementielle Erkrankungen.
- Krankheiten, die im Alter mit hoher Wahrscheinlichkeit auftreten, vorbeugen bzw. verhindern, beispielsweise Diabetes mellitus oder Rheuma.
- Probleme, die durch Erkrankungen auftreten, reduzieren. Z. B. Depressionen
- den allgemeinen gesundheitlichen Zustand beibehalten und eine Verschlechterung verhindern.

Die Bereiche, in denen gesundheitsfördernde Maßnahmen durchgeführt werden, sind insbesondere Bereiche, die mit dem Alter vernachlässigt werden. Besonderer Handlungsbedarf besteht also in folgenden Arealen:

- Förderung der körperlichen Aktivität und Bewegung im Alter
- Selbstständigkeit und Mobilität im Alter erhalten → Sturzprophylaxe
- altersgerechte Ernährungsberatung und die Vermeidung von Fehlernährung
- Förderung der psychischen Gesundheit
- Förderung der sozialen Teilhabe und Integration
- Funktionseinbußen früh erkennen

Als letztes werde ich ein Praxisbeispiel darstellen, damit ersichtlich wird, wie genau ein Präventionsprogramm durchgeführt wird und abläuft. (Flor, 2010)

## 5.4 Ein Praxisbeispiel: Sturzphrophylaxe

Gerade die Sturzprophylaxe ist ein wichtiges Thema, wenn es um Interventionen der Gesundheitsförderung bezgl. Senioren geht. Circa 30 % aller älteren Personen stürzen mindestens einmal pro Jahr. Davon führt etwa jeder zehnte Sturz zu Verletzungen, die eine Behandlung benötigen. Alle Unfälle die folgeschwere Verletzungen mit sich bringen, sind zu 80 % auf einen Sturz zurückzuführen. Und letzteres sind 5 % aller Krankenhausaufenthalte sturzbedingt. Darüberhinaus werden etwa die Häfte alle Sturzpatienten nach ihrem Krankhausaufenthalt pflegebedüftig, wenn sie einen Oberschenkelhalsbruch erlitten haben. Als präventive Maßnahme bietet sich dort das Tragen von Hüftschonern an, denn zu 90 % konnten dadurch Folgeschäden verhindert werden. Stürze sind im Alter quasi vorprogrammiert, denn die Muskelmasse und das Gleichgewichtsgefühl nimmt ab. Um diesen alterbedingten Veränderungen entgegenzuwirken ist es ratsam, am Muskel- und Ausdauertraining teilzunehmen, sowie auch am Gleichgewicht und an der Koordination zu arbeiten. Auch eine pharmakologische Therapie in Form von Medikamenten könnte Stürze begünstigen, denn diese können die Aufmerksamkeit negativ beeinflussen und den Blutdruck erhöhen, wodurch Schwindelgefühle enstehen können. Deshalb wird darauf hingewiesen regelmäßig den Arzt aufzusuchen, um eine eventuelle Überdosierung oder Fehldosierung zu verhindern. Als letzte präventive Maßnahme gegen Stürze im Alter sollten alle Stolperquellen in der unmittelbaren Umwelt beseitigt werden. Dies könnten bepielsweise herumliegende Kabel sein, oder abstehende Teppichstücke. Auch die Höhe der Sitzgelegenheiten und der sanitären Anlagen sollte überprüft werden und gegebenenfalls individuell angepasst werden. Auch Haltegriffe sollten in der Dusche und an der Toilette angebracht werden, um ein mögliches ausrutschen zu vermeiden. Als Letztes sind auch die Räumlichkeiten, in denen der Senior lebt gut zu beleuchten, denn viele ältere Menschen leiden unter dem grauen Star und sehen dadurch getrübter und schlechter. (Bundesministerium, 2006: 35 - 36)

## 6. Fazit

Gesundheitsförderung als integrierendes Gestaltungsprinzip trägt nachweislich zur Steigerung der Lebensqualität bei. Und gerade in Zeiten des demographischen Wandels ist für politische Entscheidungsträger Anlass, sich vermehrt um die gesundheitliche Aufklärung und präventive Maßnahmen zu bemühen und in ihre Umsetzung zu investieren, damit mehr Menschen als bisher, ein autonomes Leben führen können und erfolgreich altern. Denn es ist dringend notwendig zu verhindern, dass es zu einen übermäßigem Anstieg von kranken, alten und pflegebedürftigen Menschen kommt, damit eine überproportionale finanzielle und zeitliche

Belastung der nachfolgenden Generation verhindert werden kann. Dazu ist es unumgänglich in den nächsten Jahren daran zu arbeiten, dass die präventiven Potenziale der älteren Menschen genutzt werden, um allen epidemiologischen Erkrankungen im Alter ressourcenorientiert entgegenzuwirken, indem man konsequent und dauerhaft an ihrem Verhalten arbeitet, eine systematische Versorgung der Primärmedizin sicherstellt (Impfung etc.) und gesundheitsförderliche Lebenswelten schafft. Doch da eine erfolgreiche Umsetzung von Prävention und Gesundheitsförderung nur gelingen kann, wenn eine gesundheitsförderliche Gesamtpolitik vorliegt, muss nicht nur das Gesundheitssystem darauf ausgerichtet sein, sondern auch alle anderen politischen Sektoren, wie Wirtschaft, Arbeit und Bildung. Des Weiteren darf die Finanzierung von Gesundheitsförderung nicht nur aus Sozialversicherungsbeiträgen bestehen, sondern sollten auch Bund und Länder für die Finanzierung einstehen, damit gesundheitsförderliche Maßnahmen weiterhin ausgebaut und optimiert werden können. Doch inwieweit sich die Gesundheitsförderung gesellschaftlich integriert und intensiviert, hängt letztendlich vom nachweislichen politischen und wirtschaftlichen Nutzen der Maßnahmen ab. Im Fokus sollte dabei die Benachteiligung von sozial Minderbemittelten stehen, da festgestellt worden ist, dass diese öfter erkranken, aber sie nicht die gesundheitsfördernden Maßnahmen in Anspruch nehmen. Letzteres ist noch anzumerken, dass Gesundheitsförderung noch intensiver in die gesamten gesundheitlichen Versorgungssysteme integriert werden sollte, da man so die meist verbreitetsten Krankheiten drosseln könnte und das Risiko einer Neuerkrankung vermindert wird.

# Literaturverzeichnis

Becker, P. (1997). *Gesundheitspsychologie: Ein Lehrbuch* (2. Ausg.). (R. Schwarzer, Hrsg.) Göttingen: Verlag für Psychologie.

Bundesministerium für Gesundheit (Hrsg.). (2006). *Gesund altern. Prävention und Gesundheitsförderung im höheren Lebensalter.* Berlin: Bonifatius GmbH.

Dapp, U. (2008). *Gesundheitsförderung und Prävention selbstständig lebender älterer Menschen. Eine medizinische-geographische Untersuchung.* Suttgart: Kohlhammer.

Flor, W. (03. 11. 2010). *Alter(n) und Gesundheitsförderung.* Abgerufen am 11. 09. 2014 von Bundeszentrale für gesundheitliche Aufklärung: http://www.bzga.de/leitbegriffe/?id=sysverz_liste_5&idx=117

Hurrelmann, K., & Franzkowiak, P. (15. 09. 2010). *http://www.bzga.de/leitbegriffe/.* Abgerufen am 01. 09. 2014 von http://www.bzga.de/leitbegriffe/?id=sysverz_liste_1&idx=143

Hurrelmann, K., Klotz, T., & Haisch, J. (2004). *Einführung: Krankheitsprävention und Gesundheitsförderung. Lehrbuch: Prävention und Gesundheitsförderung.* Bern: Huber.

Kaba-Schönstein, L. (27. 01. 2011). *Gesundheitsförderung I: Definition, Ziele, Prinzipien, Handlungsebenen und -strategien.* Abgerufen am 28. 08. 2014 von Bundeszentrale für gesundheitliche Aufklärung : http://www.bzga.de/leitbegriffe/?id=angebote&idx=30

Naidoo, J., & Jane, W. (2010). *Lehrbuch der Gesundheitsförderung* (2. Ausg.). (Bundeszentrale für gesundheitliche Aufklärung, Hrsg.) Werbach-Gamburg: Verlag für Gesundheitsförderung.

Richter, M., & Hurrelmann, K. (15. 09. 2010). *Determinanten der Gesundheit.* Abgerufen am 02. 09. 2014 von Bundeszentrale für gesundheitliche Aufklärung: http://www.bzga.de/leitbegriffe/?id=sysverz_liste_1&idx=147

Rosenbrock, R., & Hartung, S. (03. 11. 2010). *Settingansatz / Lebensweltansatz.* Abgerufen am 09. 09. 2014 von Bundeszentrale für gesundheitliche Aufklärung: http://www.bzga.de/leitbegriffe/?id=sysverz_liste_4&idx=131

Seibt, A. C. (10. 11. 2010). *Precede / Proceed-Modell.* Abgerufen am 03. 09. 2014 von Bundeszentrale für gesundheitliche Aufklärung: http://www.bzga.de/leitbegriffe/?id=sysverz_liste_2&idx=179

Waller, H. (1995). *Gesundheitswissenschaft. Eine Einführung in Grundlage und Praxis* (4 Ausg.). Suttgart: Kohlhammer .